I0404051

The best way
to cheer yourself
up is to cheer
somebody else up

——Mark Twain——

....

....

....

....

....

....

....

....

....

....

....

....

....

....

....

....

....

....

....

....

....

....

....

....

....

....

....

....

....

....

....

....

....

....

....

....

....

....

....

....

....

....

....

....

....

....

....

....

....

....

....

....

....

....

....

....

....

....

....

....

....

....

....

....

....

....

....

....

....

....

....

....

....

....

....

....

www.ingramcontent.com/pod-product-compliance
Lightning Source LLC
Chambersburg PA
CBHW070332190526
45169CB00005B/1857
9781537226453